AF475142

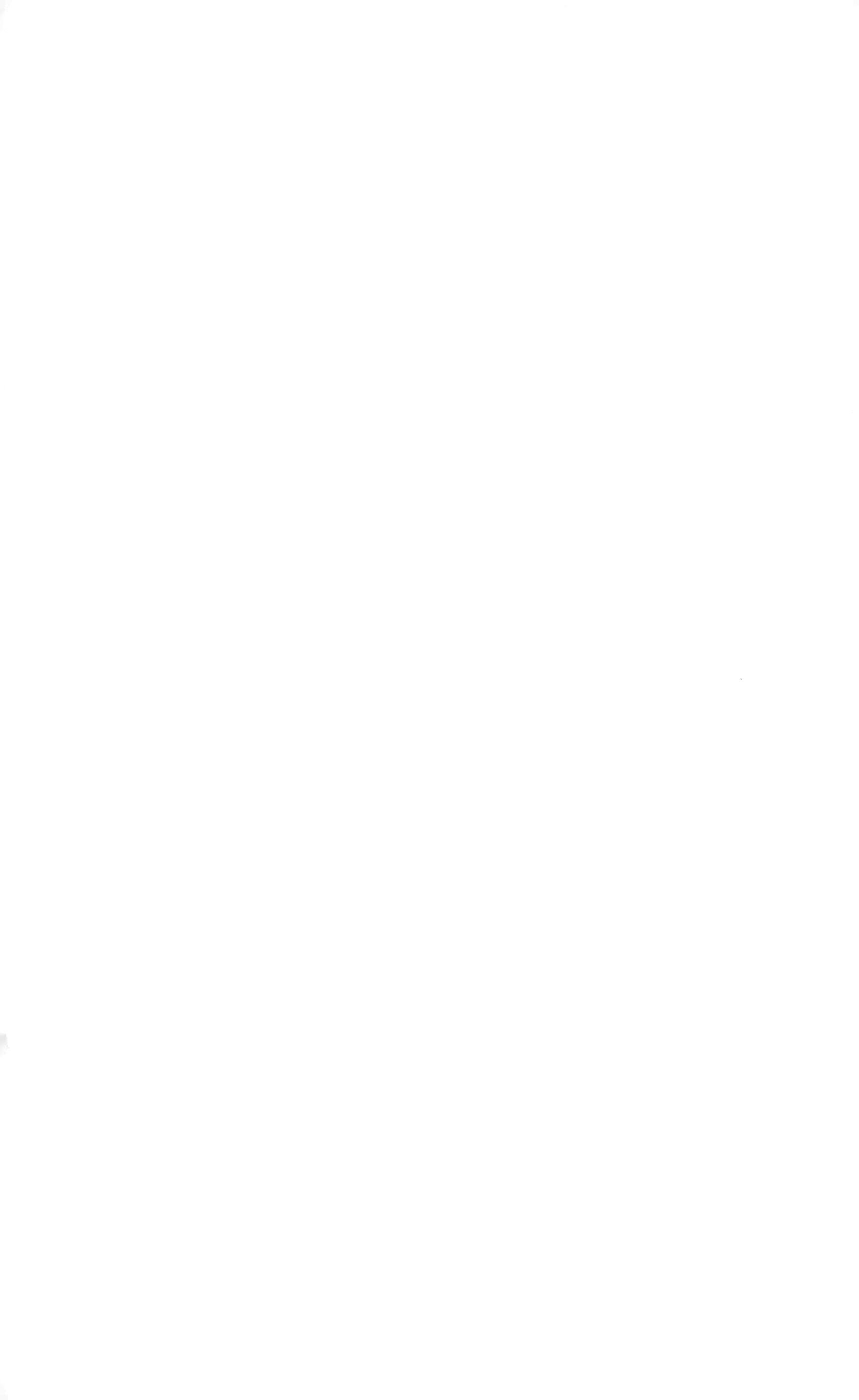

ÉLOGE

DE J.-B. HUZARD,

PRONONCÉ,

LE 11 DÉCEMBRE 1841, A L'ACADÉMIE ROYALE DE MÉDECINE,

PAR M. PARISET,

SECRÉTAIRE PERPÉTUEL.

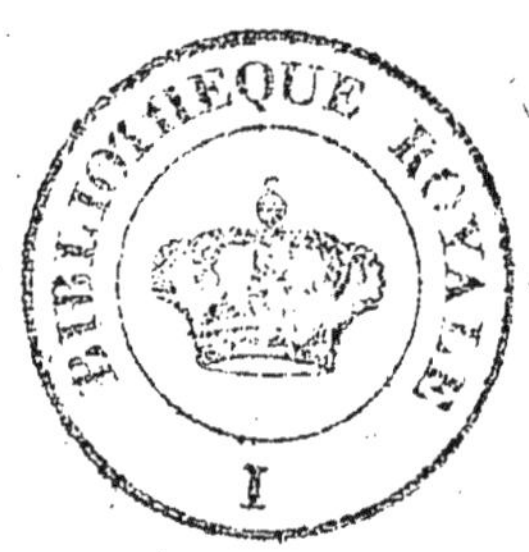

PARIS,

DE L'IMPRIMERIE DE Mme Ve BOUCHARD-HUZARD,
rue de l'Éperon, 7.

1842.

ÉLOGE

DE J.-B. HUZARD,

PRONONCÉ,

LE 11 DÉCEMBRE 1841, A L'ACADÉMIE ROYALE DE MÉDECINE,

PAR M. PARISET,

SECRÉTAIRE PERPÉTUEL.

MESSIEURS,

Lorsque mon devoir m'appelle à prendre devant vous la parole pour honorer la mémoire d'un confrère, sur-le-champ ce confrère m'apparaît environné de ses ouvrages et des ouvrages de ses prédécesseurs. Je ne puis alors me défendre de rattacher le présent au passé : je vois là comme un trésor de science dont je m'applique à saisir l'origine, à suivre les progrès, à relever l'importance, l'étendue, les variations, les difficultés ; et, dans cette revue de tant d'excellents esprits, je cherche à mesurer le mérite de chacun d'eux et à marquer dans l'estime des hommes le rang qu'il doit occuper. De là des digressions qui, nées de mon sujet, ne m'en écartent que pour m'y ramener sans cesse, et lui faire prendre ses dimensions légitimes : ainsi l'ordonne la vérité, ainsi le prescrit la justice. Comme les nouvelles découvertes sont implicitement renfermées dans les découvertes précédentes, ce n'est que par comparaison que l'on peut juger des unes et des autres, et apprécier le génie des auteurs. Il est donc nécessaire, à chaque Éloge, de revenir sur les travaux antérieurs, afin d'en présenter, s'il se peut, l'ensemble, et de donner du tout une idée complète ; et, supposé que cette récapitulation fût pour vous un hors-d'œuvre, il en résulterait du moins cet avantage, d'avertir les gens du monde, qu'à l'exemple de celui dont vous glorifiez le souvenir, vous appartenez à une classe d'hommes d'élite qui, disséminés par le temps et l'espace, travaillent en silence à la félicité de leurs semblables : réflexion moins faite pour flatter une vanité que vous n'avez pas, que pour réchauffer dans vos cœurs cette vive émulation dont vous êtes pénétrés pour le bien, et vous préparer dans l'avenir ces mêmes hommages simples et vrais que vous décernez aujourd'hui.

Cette façon d'envisager les Éloges, quand je ne l'aurais pas eue dès le principe, l'homme dont je vais vous entretenir me l'aurait suggérée : le vénérable Huzard, le chef des vétérinaires de son temps, le premier dans un art qui embrasserait l'animalité tout entière, si l'usage et la nécessité ne l'avaient restreint aux seuls animaux domestiques. Pris toutefois dans ces strictes limites, quel riche sujet de méditations ! et pour l'économie politique, pour l'agriculture et l'industrie ; pour la physiologie, pour la médecine, et même pour la philosophie morale, quelle inépuisable source de renseignements et de préceptes ! Notre orgueil s'en offenserait en vain. Les animaux subsisteraient sans l'homme ; l'homme ne saurait subsister sans les animaux. Voilà pourquoi, dans l'ordre de la création, les animaux ont précédé l'homme. L'homme n'a paru qu'après eux, parce que c'est par leur secours, parce que c'est à leurs dépens qu'il doit vivre. Jetez en effet les yeux sur le globe, et demandez-vous ce que deviendraient toutes ces nations dont il est couvert, si tout à coup une main fatale arrachait des mains de l'homme ces esclaves qu'il s'est assujettis, ces mêmes animaux qui, de leur enveloppe extérieure aussi bien que de leur propre chair, aussi bien que de leur force, de leur intelligence et de leur courage, le servent, l'habillent, le nourrissent, lui épargnent les excès de la fatigue, les sévérités de la température, les horreurs du dénûment et de la faim ; qui le protégent contre la férocité de ses ennemis naturels, et qui, enfin, associés à ses fureurs, je veux dire à ses gloires, combattent avec lui contre sa propre espèce. Représentez-vous, dis-je, l'homme dépourvu tout à coup de ces auxiliaires : que de travaux suspendus ! que d'industries éteintes ! quelle effrayante calamité ! L'homme ne va-t-il pas périr avec eux ? La terre ne sera-t-elle pas déserte ? Que feraient de pis les déluges et le feu des volcans ? Et jamais l'homme, ainsi réduit à lui-même, eût-il été plus cruellement averti de sa dépendance et de sa faiblesse ?

Il faut donc le reconnaître : de toutes les richesses des peuples, la possession des animaux utiles serait la principale richesse, et le plus solide fondement de leur prospérité. D'où naît en effet la richesse? Elle naît du travail. Le travail lui-même est l'œuvre d'un mouvement que l'intelligence conduit. Or, tout animal domestique est, à la lettre, un moteur qui se ranime par la nourriture, qui se perpétue par la génération, et qui, renonçant pour ainsi dire à son être moral, se remet dans les mains de l'homme pour augmenter sa puissance et n'être plus que le docile instrument de ses volontés. Ici donc le serviteur et le maître s'identifient pour ne faire plus qu'un ; leur bien-être est mutuel : conserver l'un, c'est conserver l'autre ; et de cette réciprocité sortiraient les salutaires maximes qu'auraient à suivre les chefs des États, encore plus que les particuliers, pour régler le nombre, la distribution, l'éducation, le choix de ces précieux animaux ; pour assurer le perfectionnement des races, la permanence des belles formes et des heureuses aptitudes ; pour les approprier de plus en plus aux travaux si variés que nécessite l'état social ; pour les rapprocher de plus en plus de l'homme lui-même, et leur mériter enfin l'insigne honneur qu'ils ont déjà reçu d'Hésiode et d'Aristote, l'honneur de figurer entre les membres de la famille humaine, c'est-à-dire entre les éléments essentiels de toute société.

Pénétré de l'extrême nécessité des animaux, l'homme, après les avoir subjugués, fit pour eux ce qu'il faisait pour lui-même : il chercha les moyens de les conserver. De là est née la médecine vétérinaire ; cette médecine de laquelle je pense avoir esquissé l'histoire dans une suite de paragraphes dont je dois vous épargner ici la lecture, pour ne vous en offrir que les principaux traits. L'Égypte, la Phénicie, la Chaldée, la Chine elle-même, l'ancienne Grèce et l'ancienne Italie ; des philosophes, des naturalistes, des médecins, des agronomes, des missionnaires ; Xénophon, Aristote, Hippocrate, Caton, Varron, Columelle, l'excellent père Cibot ; j'ajoute des poëtes, des historiens, des voyageurs et des artistes : voilà mes sources, voilà mes autorités. Du temps de Varron, la médecine vétérinaire était enseignée : mais comment l'était-elle ? et par qui? Science, du reste, d'après Varron lui-même, et j'ose dire encore d'après l'élégant et sage Columelle, science informe et plutôt défigurée ; car s'il est vrai que Celse ait écrit cinq livres sur l'agriculture et sur la médecine des animaux, il est probable que cet ouvrage était digne de celui qu'il a laissé sur la médecine humaine, et que c'est un chef-d'œuvre de plus à déplorer avec tant d'autres. Par là, du moins, nous comprenons comment, dans l'âme de Virgile, le talent d'une poésie sublime a pu se concilier avec le savoir d'un grand agronome et d'un profond vétérinaire. Après Celse, après Virgile et Columelle, quatre siècles sont muets, jusqu'à Valens, et peut-être au delà. On vit alors paraître sur la médecine des animaux une foule d'écrivains grecs : Pelagonius, Apsyrthe, Hiéroclès, etc., et finalement l'ouvrage du comte Végèce ; Végèce qui gémit de l'abaissement et de l'oubli presque universel où était tombé l'art vétérinaire. Je ne m'arrête point aux Arabes, qui, s'élançant de leurs déserts pour changer la face du monde, mêlèrent au fracas des batailles le culte des sciences et des lettres, traduisirent dans leur propre langue, en Perse, en Syrie, en Espagne, les médecins, les naturalistes, les agronomes et les vétérinaires de la Chaldée, de l'Afrique, de la Grèce et de l'Italie ; et qui, mettant à profit les leçons qu'ils en recevaient, égalèrent bientôt et même surpassèrent leurs modèles. Rhazès lui-même, si mal connu parmi nous, dit Casiri, Rhazès écrivit sur les maladies du lion. Jusqu'où les Maures d'Espagne n'avaient-ils point porté l'agriculture par laquelle tout prospère ? Les seuls rois de Grenade eurent plus d'une fois contre les chrétiens des armées de deux cent mille hommes et de cent mille chevaux ; prodige que l'on ne rencontre que dans quelques peuplades de l'antiquité, mais dont aujourd'hui ni l'Espagne, ni peut-être aucun État de l'Europe n'offrirait l'ombre.

Qui le dirait ? Deux mille ans avant l'ère chrétienne, l'extrémité de l'Asie avait adopté pour tous les animaux domestiques une discipline admirable ; tandis que sur les cent trente vétérinaires que cite notre antiquité, il n'en est pas un seul qui ait laissé sur son art un travail complet et digne de la postérité. J'ajoute que, dans nos siècles modernes, la barbarie dont se plaignait Végèce était encore dans les esprits, à ce point que vers le milieu du seizième siècle, au moment où Jean Ruelle et Rusius publiaient, l'un sa traduction latine des vétérinaires grecs, l'autre son traité d'Hippiatrie, un médecin de Sicile, Ingrassias, publiait, pour sa propre justification, une apologie de la médecine vétérinaire. Conçoit-on qu'une telle apologie ait été jamais nécessaire ! Est-il une science qui touche à plus d'intérêts pour les protéger ? Est-il une étude plus propre à éclairer toutes les nôtres ? N'a-t-elle pas devant elle, pour faire ses expériences, un champ sans limite ? et soit qu'elle expérimente en effet, soit qu'elle s'en tienne à la simple observation, quels secrets ne peut-elle pas nous apprendre sur les qualités morales des animaux : la patience, la docilité, l'ardeur, le courage, le dévouement : sur les moyens de développer, d'affermir, de tempérer ces qualités généreuses, et où l'homme prendrait des leçons pour lui-même ; sur les amitiés, sur les antipathies qui les rapprochent où les divisent ; sur cette flamme périodique de tendresse et de fureur qu'allume dans leur sang la saison des amours, et qui de tous les phénomènes de l'économie animale est peut-être le plus incompréhensible ; sur les transmissions héréditaires ; sur les étranges altérations qu'impriment à la matière animale et le climat et la localité, et surtout la nourriture qui, de concert avec le repos ou le travail, transforme à souhait cette matière en os, en graisse, en chair musculaire ; et la castration qui la dénature ; et les croisements qui semblent confondre les races et métamorphoser les espèces ? ainsi de suite. A ces questions d'histoire naturelle, de philosophie morale et de physiologie, se joignent les questions de médecine proprement dite ; et la grande question des contagions si contestées et si réelles ; et l'efficacité des inoculations déjà faites avec des résultats si variés par Camper ; et, finalement, toutes les maladies des animaux, si rares lorsqu'ils vivent en liberté, si communes dans leur société avec l'homme, qui semble leur donner toutes les siennes. Ils vont comme lui jusqu'à perdre la raison : tantôt saisis de terreurs paniques et se précipitant en aveugles dans les piéges qu'ils veulent éviter ; tantôt aigris contre leurs semblables qu'ils prennent en aversion, se cachant dans des solitudes, et se faisant, à leur manière, misanthropes comme Bellérophon ; tantôt pris de manies intermittentes et devenant tout à coup dangereux ; tantôt enfin cruels et dénaturés, furieux contre leur propre sang, et déchirant leur progéniture, comme les mères le font quelquefois parmi nous. Lois humaines ! l'exemple des animaux vous eût appris de bonne heure à ne pas confondre ce qui est crime avec ce qui n'est qu'égarement !

J'ai mal rendu les pensées d'Ingrassias en faveur de la médecine vétérinaire ; mais vous suppléez à ma faiblesse, et vous comprenez, comme Buffon, comme Vicq-d'Azir et Cabanis, qu'une médecine à la fois si riche, si difficile et si nécessaire, doit être tirée de l'abaissement où on l'a tenue jusqu'ici. Ingrassias écrivait de 1544 à 1576. Dans ce même temps la circulation, entrevue seulement par les anciens, fut peinte d'un trait par deux Espagnols, le médecin Montagna et le vétérinaire don Francisco de la Reyna. Servet venait de mourir, et Sarpi n'était qu'un enfant, lorsqu'en 1564, treize ans avant la naissance de Harvey, la Reyna fit paraître à Burgos un ouvrage où se lisaient ces paroles : *Le sang voyage et circule dans tous les membres*. Il disait tout haut ce que d'autres n'osaient presque murmurer à l'oreille, et ce que Harvey ne démontra que soixante ans plus tard. Le nom de la Reyna n'en sera pas moins l'éternelle gloire de la médecine vétérinaire et même de l'Espagne; de cette Espagne à qui Feijoo reproche de ne pas rendre à ses hommes de génie les honneurs qu'elle en a reçus.

Mais nous voici dans des temps qui touchent au nôtre. Nous entrons dans le siècle de Solleysel, de Garsault, des deux Lafosse, de Vitet, de Chabert, de Flandrin, de Bourgelat et de Huzard, son élève et son ami; car il est des noms qu'on ne doit point tirer de l'oubli où ils sont tombés; de même qu'à l'égard des écuyers célèbres, qui, dès la renaissance des lettres, firent l'ornement de l'Italie, et qui eurent des rivaux en Angleterre et en France, je n'en dirai qu'un mot: c'est qu'ils furent tous éclipsés par Bourgelat. Cet homme rare, j'ai presque dit cet homme de génie, était né avec une grande variété de talents. Livré aux lettres, il eût brillé parmi les écrivains, personne n'ayant porté plus loin que lui, dans ses ouvrages, cette sorte d'élégance qui tient à la clarté, à l'ordre, à la précision. Ami intime de d'Alembert, il fut en correspondance avec Voltaire, avec Buffon, avec lord Pembroke, avec le grand Haller, avec l'illustre Bonnet. Le premier de sa profession, il eut l'honneur de siéger dans l'Académie des sciences; et, touché de sa juste renommée, le grand Frédéric le fit recevoir dans l'Académie de Berlin. Mais ce genre de gloire lui étant, pour ainsi dire, étranger, Bourgelat chercha la sienne dans des entreprises de bien public. Passionné pour le cheval, il conçut, dans un âge avancé, le hardi projet de créer la médecine de ce noble animal et celle des autres animaux domestiques. Il voulut ensuite former en France des écoles où cette médecine serait enseignée dans toutes ses parties. Ami de l'excellent ministre Bertin, il obtint, en 1761, l'établissement d'une première école, dans l'un des faubourgs de Lyon. Presque aussitôt une épizootie éclata. Malgré leur peu d'expérience, les élèves envoyés par Bourgelat sur le théâtre du mal lui décrivirent si exactement la maladie, et Bourgelat fut si heureux dans le choix des remèdes, que le mal s'évanouit. A ce spectacle, la France et l'Europe s'émurent. Un zèle pour la médecine vétérinaire prit feu partout. La Suède, le Danemark, la Prusse, l'Autriche, la Suisse, la Sardaigne envoyèrent des élèves se former à l'école de Lyon. L'école devint école royale, et le ministère se crut dans la nécessité d'en élever une seconde qui fût à sa portée. Alfort fut choisi; nouvelle école qui fut bientôt supérieure à la première, non par le mérite des études ou des professeurs, mais par les développements qu'elle reçut, et par l'éclat que devait lui donner le voisinage de la capitale.

C'est dans cette dernière école que J. B. Huzard fit ses premières études. Il naquit à Paris, le 3 novembre 1755, le surlendemain d'un jour rendu à jamais fameux par le tremblement de terre de Lisbonne. Son père était un simple maréchal. Il fut confié, jusqu'à l'âge de treize ans, aux soins des Petits-Pères, saints religieux dont Huzard ne parla toute sa vie qu'avec attendrissement. Ses treize ans achevés, son père le fit recevoir à l'école d'Alfort. Cette école était dans les mains de Bourgelat et des professeurs qu'il avait formés. On y avait préparé pour les élèves des salles d'études, de dissection, de démonstration ; des laboratoires ; une pharmacie, un jardin des plantes ; des forges, des hôpitaux ; une ménagerie destinée aux animaux étrangers. On y voyait des béliers d'Espagne, de Barbarie, du Cap et des Indes ; des boucs des Indes et d'Angora ; des cerfs d'espèces particulières ; une cicogne, un lama, une vache des Indes ; des oies, des canards de tous les pays ; un choix de poules et de pigeons de toutes les races et de toutes les variétés. A l'aspect de tant d'objets si attrayants et si nouveaux, l'élève sentait ses idées s'agrandir, et n'avait plus d'horizon que le monde. Des instructions en grand in-folio tapissaient les salles, les forges, les infirmeries. La science respirait partout ; les murs mêmes parlaient, et ce langage muet, allant droit aux esprits, les inclinait au travail et à la discipline. Que ces temps sont loin de nous, et qu'ils sont méconnus ! On n'y revient jamais sans être pénétré de deux sentiments : de cet amour du bien qui était dans tous les cœurs ; et du respect qu'inspire le savoir lorsqu'il est simple, modeste et désintéressé. On le croirait à peine : tout ce grand appareil de bâtiments, de jardins, de laboratoires et d'instruments ; tous les frais, soit pour l'entretien des animaux, soit pour celui de plus de deux cents élèves, soit pour les honoraires des directeurs et des maîtres, soit enfin pour la solde des subalternes ; toute cette dépense n'excédait presque jamais, chaque année, pour les deux écoles, la somme de 60,000 francs. Le produit des terres acquittait à Alfort les réparations du château principal ; et, si ce fonds ne suffisait pas, le directeur y suppléait du sien. A côté de ce résultat de compte, j'en mettrai deux autres. En moins de vingt années, l'école a donné à la France et à l'Europe plus de six cents vétérinaires éclairés. Un grand nombre d'entre eux, Français ou étrangers, s'est illustré par d'excellents ouvrages. Presque toutes les grandes capitales, Naples, Turin, Madrid, Dresde, Munich, Moscou, Copenhague, Londres même, ont reçu de l'école ou d'habiles professeurs de médecine vétérinaire, ou des fondateurs et des chefs d'école; car tous les gouvernements suivaient l'exemple donné par la France, ou plutôt donné par Bourgelat; tandis que, dans ses régiments, dans ses provinces, et jusque dans ses colonies, la France recueillait les bienfaits de ce grand et heureux génie. On a pu constater, en effet, que de 1762 à 1780, pendant les dix-huit premières années des deux écoles, sur soixante mille animaux dangereusement attaqués, les élèves en ont sauvé cinquante-trois mille; presque tout le reste ayant péri avant de recevoir des secours; et que de 1780 à 1781, sur vingt-sept mille animaux malades, plus de dix-sept mille furent guéris. Quel avantage et qu'il coûta peu! Est-ce le bien qui est onéreux pour les peuples? Non; ce sont leurs vaines et cruelles frivolités, les jeux de la guerre et du théâtre.

L'école d'Alfort était donc à la fois une école de science et une école de morale. Le naturel ferme et souple du jeune Huzard en prit aisément tout l'esprit. A certaines époques de l'année, et sur différents sujets, des concours étaient ouverts; il concourut, et, loin de se décourager par de premiers revers, il persista, et finit par avoir tous les prix. Ses études achevées, Bourgelat, qui l'avait distingué et pris en affection, obtint de son père qu'il prolongerait de six mois son séjour à l'école; et, en 1772, il le nomma professeur: Huzard n'avait que dix-sept ans. Il démontrait à ses élèves l'extérieur du cheval, et leur apprenait à en connaître l'âge. Il faisait des leçons de chimie, de pharmacie, de matière médicale; il enseignait l'art d'appliquer les bandages, et c'est le seul cours de cette nature qu'on ait jamais fait, bien que Goiffon et Bourgelat lui-même en aient traité dans deux ouvrages. Huzard, toutefois, n'avait pour sa triple chaire qu'un modique traitement de 600 francs. En 1775, son père le rappela près de lui, jugeant que sa profession aurait pour son fils plus de valeur que le professorat. Huzard obéit; mais, pour lui, l'établissement de son père fut une seconde école qui complétait la première. En 1779, Louis XVI fit établir à Alfort un concours de pratique. Le premier prix était une médaille et une chaîne, l'une et l'autre en or. Huzard fut le premier, il eut la médaille et la chaîne. D'autres prix l'attendaient à la Société royale de médecine. Cette Société s'occupait, on le sait, des épizooties. Aucun de ses membres n'était vétérinaire; mais la science est une, et Vicq-d'Azir était digne de juger

Huzard. Dans le cours de huit années, de 1773 à 1780, Huzard avait soigneusement observé, sur cinq espèces d'animaux domestiques, une suite de maladies fort diverses. Il en fit pour la Société royale le texte de plusieurs mémoires qui lui valurent deux fois la médaille des grands prix. Dans un de ces mémoires, il expose les heureux effets du sublimé contre le farcin ; maladie commune au cheval, à l'âne et au mulet; que le bœuf peut contracter ; qui s'attaque aux tempéraments lymphatiques, et qu'en 1776 Jalousel avait complétement guérie par ce remède. Ce succès, s'il eût été constant, eût en partie justifié l'étrange conjecture de Van Helmont sur l'origine de la maladie vénérienne; mais, soit faute de discernement dans l'administration du sublimé, soit qu'étant identique dans un petit nombre de cas, le farcin ne le soit pas dans une infinité d'autres, ou que le vrai caractère du mal ait été masqué par les systèmes, car la médecine vétérinaire a aussi les siens, ce médicament est aujourd'hui rejeté dans la foule de ceux qu'on a vantés et qu'on a proscrits. Qu'en conclure? Que cette question, comme beaucoup d'autres, n'est pas une question décidée, et qu'il serait à propos d'y revenir.

Dans un autre mémoire, Huzard traite des eaux aux jambes, maladie propre aux mêmes animaux que le farcin, et dans les mêmes proportions; comme lui, familière aux lieux bas et humides, inconnue dans les lieux secs et élevés; qui attaque les extrémités des jambes, parties d'une structure plus complexe et plus solide, mais aussi plus souvent et plus violemment exercées; dangereuse par elle-même et par ses suites naturelles, mais surtout encore par les transformations qu'un mauvais traitement lui fait subir; maladie qui se présente à l'esprit sous un double aspect; qui ne serait que locale, puisque, depuis Huzard, la seule propreté l'a rendue beaucoup plus rare en France, et l'a fait disparaître de la cavalerie anglaise; qui dépendrait, au contraire, d'une cachexie universelle, puisqu'en la supprimant on en a fait sortir une légion de maux divers et d'accidents mortels. Cet opuscule, que Huzard a reproduit dans l'*Encyclopédie méthodique*, est, j'ose le dire, empreint d'un véritable génie médical. Selon lui, les eaux aux jambes sont quelquefois contagieuses. Quinze ans plus tard, Jenner en a fait dériver le cow-pox et le vaccin. Ce sentiment est-il fondé? Nouvelle question que laissent encore indécise les expérimentateurs d'Angleterre, de France et d'Italie. Leurs contradictions permettraient du moins de supposer que toutes ces maladies ont entre elles une affinité secrète, que le temps rendra plus manifeste. J'oserai même y comprendre la morve et le farcin, puisque, sous les yeux de Chabert, les eaux imprudemment supprimées se sont converties en morve et en farcin, deux maladies qui passent en Angleterre pour être absolument identiques.

Un problème s'offrit de bonne heure à Huzard. Presque toutes les vaches laitières de Paris périssaient de phthisie pulmonaire. Ayant découvert qu'un commencement d'embonpoint était le premier signe de la maladie, Huzard conseille aux nourrisseurs de livrer sur-le-champ la chair de ces animaux à la consommation. Conseil très-utile aux nourrisseurs, mais pour le public, l'était-il? scrupule sur lequel Huzard fut rassuré par ses recherches. Étaient-elles suffisantes? L'instabilité de la matière, et surtout de la matière animale, cette sorte d'inquiétude qui la remue sans cesse et la porte à des milliers de combinaisons insolites, étranges, vénéneuses, cette inquiétude de la matière n'en doit-elle pas susciter dans les idées de l'observateur? et peut-il être indifférent de se nourrir d'une chair saine, ou d'une chair altérée par la maladie?

Une instruction qui se rattache à ce sujet parut en 1785, rédigée d'abord par Chabert, reprise par Huzard, imprimée plusieurs fois par ordre du gouvernement, et honorée de deux traductions italiennes, l'une par le comte de Bonsi, l'autre par Parolletti et Buniva. Elle porte sur la manière de conduire et de gouverner les vaches laitières. L'auteur, entre autres préceptes, insiste sur la nécessité d'assurer au jeune veau, pour premier aliment, le lait de sa propre mère : ce lait, qui chasse doucement, on le sait, le méconium hors des cavités intestinales. Linné traite la même question par rapport à l'enfant. Il rejette le lait trop avancé des nourrices. Ce lait ne chasse qu'imparfaitement le méconium. Le méconium, retenu, absorbé, mêlé au sang et porté avec le sang dans les solides, leur fait prendre un tour vicieux de composition qui sera, selon Linné, pour tout l'avenir, une source inépuisable de maux. Dans un enfant mort quelques heures après sa naissance et qui n'avait pas pris de lait, on a vu le système circulatoire rempli d'une pâte inodore, de couleur et de consistance de chocolat. D'où venait cette pâte? Etait-ce du sang altéré? Mais comment l'était-il? Etait-ce en partie le méconium pompé, même après la mort, par les veines affamées, ou versé dans les vaisseaux par le système absorbant? Difficultés que je propose sans les résoudre. Quoi qu'il en soit, c'est d'après cette instruction qu'ont été faites à Paris les premières ordonnances de police touchant les vacheries et la vente du lait.

J'ai parlé de l'*Encyclopédie méthodique*. Elle comprend, on le sait, un dictionnaire de médecine. Dans les sept premiers volumes de ce dictionnaire, Huzard a publié, sur toutes les parties de son art, plus de trois cents articles. Il en est, à la vérité, un trop grand nombre qui ne sont que de courtes définitions de termes, ou des traductions de mots latins, grecs, arabes, ou de simples renvois à des articles plus généraux, et même à des synonymes; derniers articles qui seraient sans valeur, s'ils ne faisaient ressortir l'énorme quantité d'appellations bizarres que l'on attache, dans les provinces, aux mêmes objets et aux mêmes maladies, et qui sont pour la science un embarras plus grand qu'on ne l'imagine. D'autres articles renferment des extraits de Chabert, de Flandrin, de Vitet, de Gilbert, etc., et même d'ouvrages inédits de Bourgelat; fragments que Huzard complète quelquefois par ses propres idées. D'autres ont été composés de concert avec Vicq-d'Azir, Chabert, Desplas et Barrier. En revanche, il est des articles fort étendus, et sur des points capitaux, qui ne sont dus qu'à Huzard. Outre l'érudition dont ils brillent, tous ces articles respirent cette fermeté de raison que l'auteur mettait dans ses ouvrages, et ils offrent parfois des singularités piquantes. Lisez l'article *Amputation;* vous y verrez que, de toutes les parties extérieures des animaux, il n'en est peut-être pas une seule sur laquelle, soit caprice, soit nécessité, l'homme n'ait porté le couteau. Il fend les naseaux de l'âne, il écourte les oreilles du cheval, il en tranche la queue; cette queue qui, pour ce noble animal, est tout ensemble un ornement et une arme contre les insectes. Privé de cette défense naturelle et livré aux piqûres, le cheval irrité se révolte, se fatigue et dépérit; une cavalerie est démontée, une armée vaincue. Des mouches qui décident d'une bataille! A quoi tient la gloire! à quoi tient la destinée des empires!

Dans l'article *Anglomanie*, avec quelle amertume Huzard s'élève contre cette puérile vanité qui nous ferme les yeux sur nos propres avantages, et nous porte, je ne dis pas à imiter, mais à contrefaire les autres, de telle sorte que, cessant d'être Français sans être Anglais, comme le milan de la fable, nous ne sommes plus rien. Avec tant de génie naturel, où est la nécessité d'être copiste? d'autant plus que, dans ce mépris que nous faisons de nous-mêmes et dans le choix des objets que nous voulons imiter, nous sommes à la fois aveugles, ridicules et malheureux. Un de nos chevaux se vend comme cheval de réforme; un Anglais l'achète à vil prix. Ce cheval produit en Angleterre des chevaux merveilleux. Un de ses descendants nous a coûté plus de 2500 louis;

perte énorme que rien n'a compensée. Un cheval normand est expédié pour l'Angleterre. Il avait des qualités surnaturelles. L'Anglais charmé, dit Flandrin, l'Anglais ravi se demande avec étonnement comment, possesseurs de chevaux si parfaits, nous marquons tant de frénésie pour les siens. Quels chevaux ont eu de l'éclat dans les meilleurs manéges d'Angleterre? dans ceux de Bates, de Hyam et d'Astley? Des chevaux de France; de ces chevaux que préférait lord Pembroke, que préférait le chevalier Medows. Vous affectez d'aller à l'anglaise, et vous ignorez que, pour être bien assis sur le cheval et pour en régler comme il convient les mouvements, il est une géométrie naturelle dont les manéges et la cavalerie d'Angleterre suivent comme nous les lois : c'est-à-dire qu'on y monte à la française, et que le plus sûr effet de vos maladroites élégances sera de ruiner tout à l'heure les jambes et les épaules de votre monture. Mais, dès 1789, l'anglomanie avait eu parmi nous des résultats plus généraux et plus funestes. Elle détériorait nos haras, elle brisait notre industrie : elle détruisait nos chevaux, elle corrompait nos mœurs, en nous familiarisant avec le charlatanisme, ou, ce qui est la même chose, avec la fraude. Il n'est pas jusqu'à ces courses dont elle nous avait donné le goût, et qui n'étaient et ne seront peut-être jamais que les vanités d'un luxe onéreux et trompeur.

Dans l'article *Air*, Huzard fait sentir quel est, pour les animaux domestiques, le triple danger qui les environne, soit par la brusque succession des températures, soit par la longue impression du froid et de l'humidité, soit enfin par un séjour trop prolongé dans un air qu'ils ont déjà respiré, et qu'ils ont saturé de leurs propres émanations. De là naissent, surtout pour le cheval, des maladies tantôt légères que dissipent le mouvement et la chaleur, tantôt profondes, redoutables, contagieuses, mortelles. Renouveler l'air est donc, pour ces animaux, une nécessité encore plus impérieuse que pour l'homme lui-même, car, quelque prompte qu'ait été l'horrible catastrophe du trou noir dans le Bengale, celle qui menace les chevaux privés d'air pur serait encore plus rapide. Après une traversée de quelques jours, de Syrie en Sicile, les meilleurs chevaux des croisés n'étaient plus que l'ombre d'eux-mêmes; et Coleman rapporte que, dans la courte expédition de Quiberon, une partie des chevaux embarqués périt bientôt d'asphyxie, bien qu'on eût soin d'ouvrir les écoutilles; et que ceux qui survécurent et qu'on remit à terre avaient déjà contracté, les uns la morve, les autres le farcin. Or, dans les idées de Huzard, les animaux ainsi affectés sont des foyers d'où s'échappent des molécules délétères qui, mêlées aux excrétions, s'attachent aux murs, à la paille, au sol, à tous les objets voisins. Ces miasmes, bien que volatils, ont une fixité de composition que l'air ne peut entamer; l'air s'en pénètre, au contraire, et les transmet aux animaux qui succéderont aux premiers; c'est ainsi que l'air, qui doit entretenir la vie, n'est plus qu'un véhicule empoisonné qui la détruit. Vous voyez les suites. Les habitants d'une écurie étant renouvelés, si le mal se renouvelle, concluez que l'écurie est infectée de miasmes animaux, et faites pour elle ce que Moïse prescrit pour ce qu'il appelle la lèpre des murailles.

On s'était figuré que le séjour dans une étable guérirait la phthisie: erreur. Ce qui ne l'est pas, d'après Ramazzini et Huzard, c'est qu'un tel séjour éteint l'énergie vitale, émousse la vue, rend nyctalope; tandis qu'un séjour habituel parmi des chevaux expose, on vient de l'apprendre, à des maux encore plus affreux.

Dans les deux articles *Aliments* et *Allaitements*, après avoir donné les règles à suivre dans le choix, la quantité, la distribution des diverses nourritures, Huzard fait voir quel est, sur tous ces points, l'étonnante variété des appétits et des aptitudes, et quel serait, pour la totalité des animaux, le danger d'un régime trop uniforme. Là vous apprendrez de Rédi, de Bourgelat et de Chabert que ce n'est point par le supplice de la faim que la rage s'allume dans le chat ou dans le chien; que cette maladie suppose, comme la morve, une lésion plus profonde; que, pour les animaux, aussi bien que pour l'homme, l'abstinence a des limites qu'il ne faut pas franchir, même dans les affections aiguës; et qu'enfin, mues par des ressorts intérieurs d'une fabrique inimitable, ces machines animées ont, pour mesurer le temps, une précision que n'a presque jamais l'instrument le plus délicat.

On cherche dans l'*Encyclopédie méthodique*, et l'on s'afflige de ne rien trouver sur le bœuf et la castration. Ces deux articles appartenaient à Huzard. Une telle lacune ne s'explique que par le malheur du temps, et la nécessité de suffire à d'autres travaux. Que n'eût-il point dit sur la castration? Quels qu'aient été et quels que soient encore les motifs d'une pratique si barbare, il semblerait, à l'égard de l'homme qui l'a subie, que la nature ne lui laisse qu'à regret les restes d'une vie qu'il ne peut transmettre; et jamais, par aucune expérience, la physiologie n'eût plus sensiblement démontré quelle est, sur les qualités et les actes de l'âme et de l'esprit, la puissance des impressions intérieures.

Ce que dit Homère sur l'homme tombé dans l'esclavage, on le dirait à plus forte raison de l'homme ainsi dégradé; et, du reste, arrachez au taureau sa fureur en lui arrachant un organe; qu'il soit à ce prix flexible et docile; mais pour le cheval, pour cet être si beau, si fier, si généreux, si sensible, dont l'Inde, la Perse, l'Arabie, l'Espagne même et l'Italie respectent l'intégrité; pour cet être que la colère emporte, mais qu'apaise et soumet une simple caresse; qui une fois familiarisé avec l'homme le préfère à tout, à la liberté, à lui-même, à ce point que tout à l'heure il versera pour lui tout son sang; quel sacrilége! quel outrage! que la victime en est cruellement affectée! et, pour le maître qui la mutile, quel aveuglement de se retrancher à pure perte tant de trésors de force, de dévouement et de courage! Je l'avoue, toutefois, il est sur ce point des exceptions que j'indiquerai dans un moment, de ces exceptions que Lycurgue lui-même faisait pour ses concitoyens. Mais j'ai hâte d'aller à ce que Huzard a écrit sur le cheval. Il en a fait le sujet de deux grands articles, l'un dans l'*Encyclopédie méthodique*, l'autre dans le *Dictionnaire d'histoire naturelle*, publié par Déterville. Malgré les trente-quatre années qui les séparent, qu'il me soit permis de les rapprocher, car ici l'analogie des matières importe plus qu'une vaine chronologie. Le premier article manque d'unité. C'est d'Obsonville, c'est Niébuhr, c'est Moreau de Saint-Méry, c'est Bourgelat, qui, à des intervalles marqués par Huzard, se succèdent pour porter la parole. Mais, si, devant un maître qui l'a formé, si, devant des voyageurs qui rapportent des faits curieux, Huzard s'est effacé, c'est lui qui paraît seul dans le second article. Là sa première pensée est qu'en célébrant la plus noble des créatures après l'homme, la poésie la plus sublime, l'éloquence la plus magnifique, Job, Virgile, Oppien, Buffon, Bossuet, Homère lui-même avec ses vives épithètes, sont encore au-dessous de leur modèle. Il fait voir ensuite comment le cheval est moins l'esclave que l'allié des nations. Avec lui, opulence, prospérité, victoire; sans lui, misère, défaite, servitude. N'est-ce pas le cheval qui a conquis tant de fois et si rapidement toute l'Asie? N'est-ce pas lui qui a tant de fois protégé la Chine? Et, si ce grand empire est tombé sous le joug, n'est-ce pas que, ingratitude ou paresse, il avait oublié son défenseur? De là Huzard passe à la description du cheval; il en parcourt toutes les parties l'une après l'autre; puis il les rapproche et les unit pour en faire sentir les proportions, l'harmonie, l'équilibre : comment, dans ce merveilleux ensemble, tout est calculé pour la souplesse et la solidité, pour la grâce, la vitesse et la force! A la beauté, à la majesté d'une organisation si parfaite, comment ne répondrait pas le sentiment dont elle est animée? Que de traits touchants de tendresse, d'intelligence et d'intrépidité! Quelle exactitude et quelle ténacité de mémoire! Si quelquefois le cheval résiste à l'homme, c'est encore pour le servir. Enfin, après avoir parlé des allures de ce bel animal et de ce qui doit régler le choix qu'on en veut faire, Huzard s'occupe du cheval sauvage et du cheval domestique; il établit les caractères qui les distinguent, et finit par prendre le cheval sauvage comme le cheval primitif, comme la tige originelle de toutes les races connues.

Quoi qu'il en soit de cette opinion, Huzard serait, du moins parmi nous, le premier écrivain que l'érudition et la logique auraient préservé d'une erreur partagée, j'ai presque dit consacrée par les plus grands génies. On a dit, on a répété, on a consigné dans les meilleurs ouvrages, que la véritable patrie du cheval est l'Arabie; qu'en Arabie, la culture de ce bel animal se perd dans la nuit des temps, et que c'est de l'Arabie qu'il s'est répandu sur toute la terre. Consultez l'histoire : loin d'appuyer le moins du monde ce sentiment, elle le rejette par les démentis les plus formels. Le plus ancien de tous les monuments littéraires, le livre de Job peint à la vérité le cheval de guerre; mais Job écrivait en syro-chaldéen. En quel lieu? dans quel siècle? avec qui l'Arabie était-elle en guerre? Si Job était Arabe, et si tout Arabe nourrissait des chevaux, pourquoi n'en a-t-il pas un seul? Moïse ne cite que les chevaux d'Égypte; c'est de l'Égypte que Salomon tirait les siens. Voyez l'étonnante statistique de Tyr par Ezéchiel. Tyr recevait d'Arabie toute autre chose que des chevaux; elle n'avait que ceux de Cappadoce ou d'Arménie. Xerxès marche contre la Grèce à la tête de plus d'un million d'hommes; il a une cavalerie nombreuse : les Arabes en font partie, et ne montent que des chameaux. C'est que le chameau est la propriété de l'Arabe, comme le cheval est la propriété du genre humain. Lorsque César met le pied dans la Gaule et dans la Bretagne, les chevaux gaulois, si estimés des Romains, les chevaux infatigables des Bretons, provenaient-ils d'Arabie? Est-ce l'Arabie qui alimentait les haras de l'Épire, de la Thessalie, du Péloponnèse, et ces magnifiques haras de la Médie, où l'on voyait à la fois 150,000 chevaux, les plus beaux du monde? Est-ce l'Arabie qui avait peuplé tout le nord de l'Europe de ces chevaux sauvages que l'on y voyait encore du temps de Pline? Est-ce elle qui avait donné à toute la Scythie ces chevaux si variés de taille et de couleur dont parle Hérodote? et ceux de ces mameluks femelles que l'on connaît sous le nom d'Amazones? et ces innombrables chevaux que la Chine avait, de si bonne heure, distribués en autant de races ou de castes, que les Indous, les Arabes, les Égyptiens, les Ibères, avaient partagé leurs populations? D'un autre côté, quoi de plus explicite? Le géographe Strabon écrivait sous Auguste, trente ans avant Jésus-Christ. En traitant de l'Arabie, il dit ces propres paroles : On trouve, en Arabie, des animaux de toute espèce, excepté le cheval. Remarque déjà faite par d'autres géographes, et dont s'étonnait, il y a quatre-vingts ans, le voyageur danois Niébuhr. J'ajoute que deux siècles après Strabon, Oppien, en énumérant les races les plus distinguées parmi les chevaux, en cite quatorze avant de citer la dernière, celle des Erimbes. Et les Erimbes, que sont-ils? Arabes? On en doute. Il y a quelque apparence que ces Erimbes étaient des Troglodytes, voisins du Sennaar; de ce Sennaar où Bruce, il y a soixante-dix ans, admirait des chevaux supérieurs en taille, en force, en beauté aux chevaux mêmes d'Arabie. Du temps d'Arrien, les Arabes n'étaient encore que des pasteurs de brebis et de chameaux. Enfin, ce qui serait sans réplique, c'est que, dans les premières guerres allumées en Arabie par l'islamisme, on ne voyait de cavalerie ni dans l'armée du prophète, ni dans l'armée de ses ennemis, et que, dans les riches dépouilles qu'il recueillit après la victoire, il n'y eut pas un seul cheval.

D'où viennent donc à l'Arabie ces chevaux que le monde entier lui envie de nos jours? Du temps d'Arrien, et sans doute depuis des siècles, au nombre des objets qu'on exportait d'Égypte en Arabie pour le commerce, se trouvaient des chevaux que l'on offrait aux princes arabes, avec des vases d'or et d'argent et des métaux monnayés. Ces tributs étaient acquittés sur différents points de la Péninsule. Plus tard, pour se concilier l'amitié de ces mêmes princes, des empereurs grecs firent passer en Arabie quelques centaines de chevaux de Cappadoce, lesquels, avec les chevaux nyséens, ont été les plus célèbres de l'antiquité. C'est à ces faibles commencements que l'Arabie doit ces chevaux superbes qui sont aujourd'hui pour elle un titre d'orgueil et une source de richesses plus féconde que ses aromates. Au huitième siècle, elle n'en avait encore qu'un petit nombre et de peu de valeur; mais en 1272, le Vénitien Marco-Polo, étant à Aden, voyait embarquer une infinité de chevaux arabes que l'on transportait dans toutes les parties de l'Inde, où l'on en donnait des prix très-élevés. Or, Aden touche au

Nedjd, dont je parlerai tout à l'heure; et du reste ne vous étonnez pas d'une propagation si rapide; on sait avec quelle vitesse va la multiplication des animaux. Ces chevaux, devenus sauvages, qui courent par millions dans les vastes plaines de l'Amérique, entre la rivière de la Plata et la Patagonie, d'où viennent-ils ? d'un petit nombre de juments et de chevaux abandonnés, il y a trois siècles, dans ces déserts, par quelques aventuriers espagnols.

Ainsi donc, loin d'avoir été le berceau primitif du cheval, l'Arabie serait, au contraire, la dernière partie de l'ancien monde, où le cheval s'est naturalisé. Voilà pourquoi ces fastueuses généalogies que l'on faisait remonter jusqu'à Salomon et même jusqu'à Ismael n'ont quelque authenticité que depuis une époque très-rapprochée. L'Arabie n'a donc pas donné le cheval, elle l'a reçu; mais elle l'a perfectionné; elle a rempli, sans y songer peut-être, le plus noble rôle que l'homme puisse jouer sur la terre, qui serait, à commencer par lui-même, de rendre accomplies les œuvres du Créateur. En Arabie, tout conspire pour le cheval. Ce sont les soins qu'il reçoit qui forment son paisible et généreux caractère, et qui l'identifient avec l'homme: c'est le lait de chamelle et la chair cuite dont il est si souvent nourri qui concourent, avec la sécheresse et la chaleur du climat et du sol, à donner à ses solides cette fermeté, cette fixité de composition qui le rapproche du chameau et le rend comme lui sobre, agile, rapide, patient, infatigable. Au rapport de d'Obsonville, un régime analogue est suivi dans les Indes; il l'était depuis longtemps dans les villes barbaresques que visitait, du temps de Léon X, son protégé Léon l'Africain. Selon lui, le cheval élevé pour la chasse ne prend du lait de chamelle que deux fois par jour; il est maigre, svelte, élégant, et si rapide, qu'il passe à la course les plus vites des animaux. Le cheval destiné à la guerre est nourri autrement: il a plus de corps et d'apparence; mais il n'a ni la même légèreté, ni la même vitesse.

Je reviens à la patrie du cheval. S'il n'est pas né dans l'Arabie, où donc est-il né? Partout, le nouveau monde excepté. Serviteur de l'homme, il est comme lui cosmopolite : il l'accompagne, il le suit partout. Dans l'ancien monde, où l'Arabie n'est qu'un point, on le rencontre dans toutes les époques, chez tous les peuples, sous toutes les latitudes, avec des variétés infinies de forme, de taille, de couleur, de force et de talents naturels. Il a même précédé le monde que nous habitons, puisqu'on trouve ses débris mêlés avec ceux des animaux perdus.

Assurément ces chevaux fossiles n'étaient point venus d'Arabie. Le nord-est de l'Asie a eu des chevaux avant nous : il en a probablement peuplé tout le nord de l'Europe; et, si malgré cette sorte de priorité nous voulions donner au cheval un autre point de départ, nous le ferions naître, non dans les environs du Caucase, mais dans l'intérieur de l'Afrique. Au nombre des animaux singuliers qu'elle nourrit, l'Afrique compte en effet, dans le genre cheval, plus d'espèces que n'en peut compter l'Asie; et s'il était vrai que le meilleur fût toujours le premier, ce qui n'est pas, nous dirions que le cheval africain est la souche, l'origine et le type de tous les autres. Né presque dans le centre de ce grand continent, avec toutes les belles qualités de l'arabe et du barbe, sans avoir un de leurs défauts, ce cheval si parfait se serait, avec le temps, répandu vers l'est en Égypte, en Syrie, dans la Mésopotamie, dans la Perse et même en Grèce, à travers la Méditerranée, comme le prouverait la fable de Neptune; puis, vers l'ouest, dans toute la Barbarie, et de là en Espagne, en Sicile, en Italie et sur le littoral de la Gaule : montant ainsi du midi vers le nord, tandis que les races du nord descendant vers le midi, ces deux grandes races se sont enfin rencontrées, selon la conjecture de Fréret, aux deux revers de l'Apennin : se modifiant de part et d'autre dans ces migrations, et recevant des climats, des localités, de la nourriture et de leurs propres mélanges, tous les changements que de semblables causes impriment toujours à la matière animale.

A l'égard des races, dont il est aisé maintenant d'entrevoir les origines, Huzard n'admettrait, comme je l'ai dit, qu'une race primordiale, celle des chevaux sauvages. Il décrit l'extérieur et les habitudes de ces animaux, par comparaison avec l'extérieur et les habitudes des chevaux domestiques. Mais sous des climats et dans des lieux divers, cette race primordiale est-elle partout la même? Comprend-elle et les chevaux sauvages de la Tartarie, l'hémionus d'Homère et de Pallas, ou le dziguettai de Gmelin; et ceux que l'on a récemment découverts sur les croupes de l'Himalaya et que l'on prendrait pour des daims; et ceux des haras de Russie et de Pologne; ceux même de la Camargue, et ceux que l'on voit encore dans l'intérieur de l'Afrique, et dont le Maure se nourrit quelquefois; tous ces chevaux sauvages, avec ceux des pampas de l'Amérique, sont-ils tous exactement semblables? ne diffèrent-ils pas, au contraire? Et quand elles sont bien marquées, ces différences n'indiquent-elles pas autant de races naturelles, distinctes, indépendantes? Mais ces chevaux se suffisent à eux-mêmes; ils sont inutiles à l'homme; ils seraient même ses ennemis : c'est en les maîtrisant, c'est en les pliant à ses différents services, c'est en les engageant dans des alliances inaccoutumées, que l'homme fait contracter à leur économie des formes et des aptitudes toutes nouvelles, et qu'en les rendant ainsi différents d'eux-mêmes il crée les races que l'on connaît; races toutes factices et qui n'existeraient pas, selon Huzard, si l'homme n'eût existé.

La nature aurait donc deux grandes races, celle du Nord et celle du Midi, comme le dit Pascual; mais l'art a aussi les siennes, plus nombreuses peut-être et plus variées ; et cet art de les multiplier pour les approprier à nos besoins, cet art est d'autant plus admirable qu'on y voit une fidèle imitation de la nature, laquelle, dans ses différents ouvrages, associe constamment deux choses qui sont en effet inséparables, la diversité et l'inégalité. Or, l'inégalité, contre laquelle tant d'esprits se révoltent, l'inégalité est, après la vie, le premier de tous les biens. Considérez la famille. Si tous les êtres qui la composent étaient parfaitement égaux, comment subsisterait-elle? Transportez cette égalité parfaite dans la grande famille qui est la société, vous détruisez la société. Ce sont les besoins qui rapprochent les hommes. Quels besoins auraient l'un de l'autre deux hommes absolument égaux? Comment celui-ci demanderait-il à celui-là un secours qu'il aurait en lui-même? En mettant l'inégalité entre les hommes, la nature a voulu les rendre nécessaires l'un à l'autre; et c'est par cette nécessité réciproque qu'ils apprennent à s'entre-servir et à s'aimer. L'inégalité est donc le principe de la société; l'égalité en serait la négation; tandis que la justice ou plutôt l'équité en est le ciment; l'équité, c'est-à-dire l'équilibre entre les services. Il y a plus. La nature a voulu, par l'inégalité des saisons, nous former à la prévoyance et à l'économie; et, par l'inégalité des climats et des terres, nous conduire aux bienfaits du commerce et aux prodiges d'une civilisation universelle. Cette civilisation veut que le faible obéisse, mais elle veut que le puissant protége; ou plutôt elle ne veut qu'unir toutes les forces pour l'intérêt commun : et de même qu'un homme n'a de prix parmi ses semblables que par les services qu'il leur rend, de même aussi, parmi les animaux, une race n'a de valeur que par l'espèce et la quantité du travail qu'elle produit. Je dis l'espèce et la quantité; et c'est sur ce fond qu'à l'égard des chevaux, après les races tartare, arabe, persane, turque, barbare, viennent les races d'Europe, c'est-à-dire les races d'Espagne, d'Italie, de Suisse, de-

France, d'Allemagne, de Hollande, de Danemark, et finalement d'Angleterre. Pour nous en tenir aux seuls chevaux européens qui nous touchent le plus, Huzard fait voir comment, en Suisse, en Hollande, en Danemark, en Prusse et surtout en Angleterre, les chevaux se soutiennent et même se perfectionnent; tandis qu'en Espagne, en Italie, en France, sous des climats plus faits pour le cheval, les races se sont appauvries et détériorées. C'est ici, messieurs, que je dois vous entretenir d'un ouvrage que Huzard fit paraître en l'an x, sous le titre d'*Instruction pour l'amélioration des chevaux en France*, ouvrage que le gouvernement fit imprimer. Là, Huzard met sous vos yeux les principales causes d'une si malheureuse décadence, et là, vous voyez à quel point, dans les affaires humaines, le bien et le mal sont étroitement liés. L'ancienne féodalité avait formé, pour la chasse et la guerre, des haras magnifiques. Richelieu abaissa la féodalité, et fit tomber avec elle ces haras si utiles. Colbert, sous Louis XIV, s'appliquait à les rétablir; mais il fut traversé par les embarras de la politique, par les malheurs des temps, par les épizooties: les épizooties, au nombre desquelles je rangerai la guerre, cette honteuse et cruelle maladie de notre espèce. Tant de calamités coûtèrent à la France plus de 100 millions qu'il fallut livrer à l'étranger pour le prix de cinq cent mille chevaux. Où va le sang des peuples! On prétend même que, depuis cette époque, la France a régulièrement dépensé pour le même objet près de 30 millions chaque année. Dans le dernier siècle, toutefois, on avait créé des haras; on les avait mis sous la conduite d'une administration mobile, ignorante, inappliquée et trompée, comme il arrive presque toujours, par des subalternes. En 1790, au lieu de découvrir les abus et d'y porter remède, au lieu de conserver les précieux restes qu'on avait encore et de renouer sur de meilleurs principes cette œuvre de perfectionnement, on supprima tout. Après cet acte d'étourderie, les étalons les plus rares, les juments pleines, les poulains de la plus belle apparence furent vendus, mutilés, dispersés; presque tout disparut. Enfin la guerre vint, cette guerre, que nous avons vue, et qui mit le comble à la ruine. Une réquisition violente et rapace arrachait au fermier ses meilleurs chevaux, dépouillant ainsi le présent et détruisant l'espérance de l'avenir. Tremblant pour sa propre vie, le possesseur de quelques animaux de choix avait hâte de s'en défaire à vil prix, et n'avait plus pour cultiver ses terres que des animaux de rebut, dont il était contraint de tirer, par des alliances prématurées, une progéniture sans vigueur et sans beauté.

Tel était, en 1802, le déplorable état des choses ; il est peu probable qu'il se soit amélioré sous l'empire ; et, du reste, en prenant la France dans ses limites actuelles, par quels moyens rétablir, conserver et perfectionner les races ?

Ici Huzard prend soin de rappeler que, grâce à l'heureuse variété de son sol, la France possédait et possède encore, au moins en partie, d'excellentes races, égales et même supérieures, selon lord Pembroke, aux meilleures races d'Angleterre : la race normande, la race navarine, la race limousine si chère à Turenne : la première, d'origine danoise, a-t-on dit ; la deuxième, d'origine espagnole ; la troisième, d'origine orientale ; je ne dis pas arabe ; car, malgré les ouvertures des croisades et même de notre glorieuse expédition d'Égypte, il est douteux que jamais cheval arabe soit venu jusqu'à nous. Nous n'avons jamais eu sous ce nom que des chevaux de Syrie, de Turquie, de Perse, ou même d'Égypte. Le vrai cheval arabe ne se rencontre que dans le Nedjd, c'est-à-dire à cette pointe méridionale d'Arabie où le vit Marco-Polo il y a six cents ans, et où les Anglais, et peut-être les Anglais seuls, puisent aujourd'hui des étalons pour leurs haras de l'Inde, et sans doute aussi pour ceux d'Europe. Je reprends. Outre ces races principales faites pour le luxe et la guerre, la France, comme la Chine d'autrefois, en compte beaucoup d'autres, pour des services moins éclatants, mais plus nombreux, et j'ose dire, plus utiles ; elle en possède enfin de si précieuses, qu'elles peuvent suffire à tous les usages. Maintenant, parcourez dans toute la France les quarante-neuf localités marquées par Huzard ; cherchez avec lui, dans les décombres de vos chevaux, ceux qui conservent encore ces heureux ensembles de conditions organiques qui constituent des races ; séparez-les de tous les autres ; réservez-les pour les accouplements ; entre les rejetons qu'ils vous donnent, choisissez les meilleurs, retranchez tout le reste ; ne laissez qu'aux plus parfaits le droit d'avoir une postérité ; en un mot, prévenez toute mésalliance ; et ramenées, par cette rigueur, à leur pureté primitive, vos races s'affermiront avec les années. Rien ne changeant autour d'elles, qui pourrait les changer ? Voyez les chevaux des Pampas : bien que livrés à eux-mêmes, ces chevaux, issus d'espagnols, ont toujours les caractères de leur origine. Mais cet ouvrage de vos mains, que vos mains le protégent. Le cheval devra toujours plus à l'homme qu'à la nature. Platon veut que l'on traite ses serviteurs comme des amis malheureux ; qu'il en soit ainsi pour le cheval. Ayez pour lui la bonté du Maure, du Turc, de l'Arabe ; et, quand il souffre, la tendre humanité de l'Indou. N'éteignez point ses forces en les employant trop tôt. Que sa nourriture soit choisie; qu'elle soit appropriée aux aptitudes et proportionnée au travail; que ce travail soit toujours le même; que le cheval n'en soit distrait ni par un travail trop nouveau, ni par la douleur. Songez que pour lui, comme pour nous, la propreté est un gage de santé. Qu'il ait toujours à respirer un air grand et pur. Élevez sur ce principe l'asile que vous lui destinez. Dans la liberté de ses déserts, le cheval tartare jouit de toute sa force et ne connaît point de maladies. Les chevaux des empereurs chinois n'ont pour demeure que de légers édifices en bois, fermés au nord et largement ouverts au midi. Surtout n'avilissez point cette noble nature, ne l'abrutissez point, ne l'irritez point par de mauvais traitements; qu'au bruit de vos pas, au son de votre voix, à votre approche, le cheval frémisse de joie, comme à l'arrivée d'un ami. La bienveillance est pour lui comme un aliment substantiel et délicat qui le rend plus docile, plus dispos et plus fort. Si elles entrent jamais dans les mœurs publiques, jusqu'où n'iraient pas ces habitudes de paix, de justice et de pitié! Quel contraste avec l'odieux spectacle que nous offrent les grandes villes! ces villes où les ingrates et cruelles mains de l'homme accablent de supplices le plus précieux de ses serviteurs! où le cheval, méconnu, maltraité, mal nourri, chargé de travaux et couvert de plaies, traîne dans la misère et la fange une vie d'amertume et de douleur; d'autant plus sensible à tant de souffrances et d'ignominies, dit Huzard, qu'il a dans le cœur plus d'élévation et de fierté.

Jusqu'ici Huzard suppose que, dans les débris de nos races, il reste encore des éléments de réparation; mais faute de ces éléments, ou même s'il ne s'agissait que de corriger, dans une race ou dans un individu, quelque vice de caractère ou de forme, l'art n'a plus de ressource que dans la grande opération du croisement, et dans celle de l'appareillement, qui n'en est qu'une annexe; deux opérations qui, avant d'être une question d'administration, seraient pour nous les plus curieuses questions de physiologie. Pour peu qu'on les approfondisse, on est, en effet, conduit à penser que l'acte de la fécondation ne se borne pas toujours à l'embryon qu'il vivifie; qu'il peut s'étendre sur les germes voisins; qu'il peut en pénétrer toute l'économie, en ébaucher les dispositions intérieures, et y déposer des principes de force ou de faiblesse, de santé ou de maladie, de vice ou de vertu. Par là s'expliqueraient certaines bizarreries des transmissions héréditaires. Je pourrais, sur la foi de Van Helmont, de Home, de Weldenstad, d'Osiander, de Burdach, et même de Harvey et d'Aristote, produire sur différents points des faits décisifs observés sur des animaux d'espèces différentes, et même sur des êtres de notre propre espèce : je n'en citerai que deux. Un étalon danois, diversement coloré, féconde une jument d'Estramadure ; il en naît une femelle décousue, qui n'a rien de son père ; mais, fécondée douze ans après par un étalon espagnol, elle donne un poulain peint comme l'était son propre père, l'étalon danois. En 1815, une jument anglaise est fécondée par un couagga, sorte d'âne tacheté d'Afrique ; elle a un mulet tacheté comme le couagga ; les trois années suivantes, tour à tour fécondée par trois étalons arabes, elle met au jour des poulains encore plus tachetés que le premier mulet. Ces faits admis, et comment les rejeter ? ne s'ensuivrait-il pas que le pouvoir fécondant n'a point de limites rigoureuses, et qu'il marque quelquefois, d'un seul et même trait, toute une suite de générations ? Et cependant de quels riens, pour ainsi dire, ce pouvoir est le jouet ! A Sennaar, sur un fond d'argile, les animaux de toute espèce, mâles et femelles, sont stériles ; à quatre milles de là, sur du sable, ils sont féconds. Deux étalons vigoureux habitent deux fermes voisines ; ils sont stériles ; on les transpose. Bourgelat met le premier à la place du second, et le second à la place du premier, et désormais les voilà féconds. N'ai-je pas vu des aliénés cesser de l'être par le seul déplacement d'une salle dans une autre ? Et n'est-ce pas ainsi que le menuisier d'Arétée, maître de toute sa raison dans son atelier, la perdait en mettant le pied hors de sa maison, et la recouvrait tout de suite en y rentrant ? Comment concevoir une affection cérébrale sitôt formée, sitôt détruite ! Quoi qu'il en soit, en traitant du croisement, Huzard propose quelques règles pour en assurer les résultats. La première est qu'il n'appartient qu'aux races du Midi de perfectionner les races du Nord ; comme si le feu de la vie était plus énergique ou plus concentré dans ces organisations, trempées, en quelque sorte, par la chaleur et la lumière. La deuxième règle est que les mâles sont les seuls instruments de cette perfection : le mâle donnant le texte que développe la femelle ; règle confirmée, pour presque tous les animaux domestiques, par l'expérience du Suédois Alstrœmer, mais en quelque façon contraire au sentiment des Arabes, qui, dans le produit de la conception, accordent plus à la femelle qu'au mâle : aussi ne cèdent-ils presque jamais leurs juments aux étrangers. De ces deux règles, Huzard tire celles que tous les peuples auraient à suivre dans les croisements qu'ils pourraient essayer; il entre à cet égard dans des détails de géographie que je dois m'interdire. Enfin se présente la question des haras, question immense qui embrasse toutes les autres, et que Huzard a traitée trois fois : la première, en 1798, dans un article de l'*Encyclopédie méthodique*, où il a fondu ses propres idées avec celles de Hartman, auteur d'un excellent livre allemand sur le même sujet, et dont Huzard avait publié la traduction dix années auparavant; la deuxième fois, dans l'instruction de l'an x; la troisième, en 1826, dans un article du dictionnaire de Déterville. Ce dernier article est le résumé des deux autres. Huzard y reproduit les mêmes vues sur la nécessité des haras, lesquels ne fleuriront, selon lui, que par l'instruction, les encouragements et la liberté. Pour toutes les épreuves à tenter sur l'introduction des races étrangères et leur mélange avec les nôtres, il pense qu'il suffirait d'avoir, sur deux points opposés de la France, deux haras fondés et tenus par le gouvernement. Comme on ne fait bien qu'une seule chose à la fois, peut-être jugerait-on plus convenable de créer autant de haras que l'on peut compter pour les chevaux de services distincts; chacun de ces services exigeant, en effet, une organisation et, par suite, une éducation toute spéciale. Mais, pour former de tels établissements, l'extrême division des terres, la médiocrité des fortunes, la timidité des entrepreneurs, la lenteur et l'incertitude des résultats, et, dans les agents de l'autorité, le défaut de ce zèle et de cette persévérance qu'inspire l'intérêt privé, seront peut-être à jamais parmi nous des difficultés invincibles.

Dans le temps que Huzard commençait à écrire pour l'*Encyclopédie*, le tribunal de commerce, et plus tard divers tribunaux de la capitale, lui confièrent les expertises touchant les vices rédhibitoires. C'était le mettre dans le secret de ces fraudes qui, dans le commerce des chevaux, interviennent sous mille formes, entre le vendeur et l'acheteur, pour tromper l'un au profit de l'autre, et dont les complices colorent la bassesse et la honte par la grotesque bouffonnerie de leur langage; de même que, sous les argots de gloire et de triomphe, nous nous cachons à nous-mêmes l'horreur des conquêtes, c'est-à-dire nos propres infortunes. Ces fonctions d'expert, Huzard les a remplies pendant quarante ans. Les procès-verbaux et les rapports dont il tenait copie forment un recueil de 12 volumes in-folio; trésor pour cette jurisprudence vétérinaire si cultivée par les Romains, comme on le voit à chaque page de Varron. Ces archives, du reste, sont comme celles du genre humain, plus chargées de méfaits que de vertus. La simplicité de la vertu n'a presque pas d'historiens; l'iniquité, si multiple, en a beaucoup.

Ce qu'Hippocrate a indiqué dans quelques paragraphes de son premier livre des maladies, ce que Stoll a développé dans sa thèse sur les cas imprévus, Huzard l'a fait de son côté pour les chevaux attachés au service des messageries et des roulages, lesquels ne sont que trop souvent arrêtés dans leur route par des accidents ou par des maladies. L'instruction qu'il rédigea sur cet objet pour une administration civile fut adoptée sur-le-champ par celle de la guerre, et se répandit en plusieurs langues avec une rapidité qui fit voir combien elle était nécessaire. Les leçons qu'elle renferme firent disparaître les procédés inutiles, bizarres, cruels, dangereux dont se composait alors toute la science des maréchaux. A la tête de ce dernier ouvrage, Huzard apprenait à reconnaître la morve et à purifier les lieux qu'elle avait infectés. Il était pénétré de la propriété contagieuse de cette maladie, propriété que l'on a longtemps contestée, et sur laquelle on dispute encore; comme s'il était possible de se mettre sérieusement dans l'esprit que, tout ayant de l'action sur l'économie, les vapeurs morbifiques et les virus n'en ont aucune.

Ici, Messieurs, je passerai sous silence quelques écrits très-courts de Huzard sur le vertige des chevaux, sur l'étymologie du mot *Fourbure*, sur les concours des mémoires de médecine vétérinaire, concours dont pendant vingt ans de suite il rédigea les rapports. Je ne parlerai ni de sa correspondance, avec Tessier et Grognier de Lyon, sur des objets d'économie domestique, ni de son extrait du charmant livre de Choiselat, sur l'art de s'enrichir avec des poules; ni des notes pleines d'intérêt qu'il a consignées dans la dernière édition du grand ouvrage d'Olivier de Serres. Il n'est plus que deux objets sur lesquels j'appellerai votre attention.

Deux fois dans sa vie, la première en 1797, dans l'est de la France et dans une partie de l'Allemagne, la deuxième en 1814, à Paris et dans les environs, Huzard a eu sous les yeux des exemples de ces épizooties meurtrières, j'ai presque dit de ces tragédies terribles qui, surtout dans le dernier siècle, en Italie, en Allemagne, en France, en Hollande, ont enlevé par centaines de milliers des têtes de bétail: plaies cruelles dont l'agriculture se ressent encore; tristes fruits de ces guerres qui confondent, détruisent, massacrent tout, jusqu'à la raison des peuples. Ces calamités ont eu, comme toutes les nôtres, les historiens les plus illustres, Lancisi, Ramazzini, Sagar, Goelicke, Sauvages, Camper, le grand

Haller lui-même et Vicq-d'Azir. La première que vit Huzard n'était qu'un léger épisode où le caractère contagieux fut équivoque; dans le deuxième, il fut manifeste à ce point qu'un peu de litière où des bêtes malades s'étaient un moment reposées transmit le mal à des bêtes qui succombèrent toutes, et que cependant les premières n'avaient ni vues ni approchées. Les bêtes mortes, que faire de leurs restes? Souvenez-vous que, dans l'intensité de ces redoutables maladies, il est des degrés si extrêmes, que tantôt vous userez impunément des cuirs et des chairs, et que tantôt le seul attouchement de ces matières donnera la mort.

Le second objet est celui-ci. Dès 1782, Chabert, Flandrin, Huzard avaient mis en commun leurs talents et leur savoir pour composer, sur les maladies de tous les animaux domestiques, un *Almanach vétérinaire*, dont les livraisons, interrompues, furent reprises en 1792, et finalement refondues, en 1809, pour former le premier volume d'un ouvrage connu sous le titre d'*Instructions et observations sur les maladies des animaux domestiques*. Cet ouvrage s'est accru d'année en année de 1809 à 1824, et forme aujourd'hui une collection de six volumes in-8°. Chaque volume est divisé en quatre parties. La première contient l'histoire des écoles, et c'est là que l'on peut voir avec quelle solennité les prix étaient annuellement distribués à l'école d'Alfort: solennité que relevaient par leur présence des ministres, des magistrats, des grands seigneurs, de savants naturalistes, de profonds physiciens, des hommes d'une éloquence admirable, un Vicq-d'Azir, un Fourcroy, lesquels, mêlés à tant de célèbres professeurs, Chabert, Flandrin, Broussonet, formaient l'ensemble le plus rare et des réunions peut-être alors uniques dans tout le Monde. Les autres parties du volume contiennent les observations des maladies, et l'extrait des meilleurs ouvrages que publiait toute l'Europe. Tout ce que Chabert, tout ce que Flandrin, tout ce que Huzard lui-même ont produit d'excellent sur la jurisprudence vétérinaire, sur les maladies des bœufs, des chiens, des chevaux, des moutons; le charbon, la rage, la morve; ces avortements que l'on a crus contagieux; cette fluxion périodique qu'on croirait égyptienne, etc., est entré dans ce recueil et en fait l'ornement. Les habiles vétérinaires des provinces y ont trouvé place pour leurs observations. Aucun ouvrage n'est plus varié ni plus instructif. Après qu'on l'a parcouru, une idée se présente à l'esprit. La médecine des animaux n'existe pas encore; mais pour élever ce bel édifice, tous les matériaux sont prêts; et si vous joignez ce recueil à tous ceux qui ont paru depuis quelques années, si vous y joiignez de plus tous les ouvrages que la France, l'Italie, la Suisse, l'Allemagne et l'Angleterre ont mis récemment au jour, vous jugerez que ces matériaux sont immenses. Il ne faut plus que rapprocher, comparer, choisir; en un mot, toutes les tablettes sont dans le temple, et l'ombre de Bourgelat semble appeler aujourd'hui le créateur qu'il a promis, pour ainsi dire, et qui de tant de matériaux épurés fera sortir, second Hippocrate, une médecine aussi chaste que celle du premier.

Huzard avait une érudition infinie. Il suffirait, pour en convaincre, de citer les livres rares et singuliers qu'il a tirés de l'oubli, ou de citer seulement l'examen qu'il a fait de la traduction de l'*Histoire des animaux d'Aristote*, par Camus. Sa passion pour les livres le conduisit à se former sur son art la bibliothèque la plus complète qui fût au monde; on y voyait des curiosités venues des extrémités de la terre. Sa générosité la tenait ouverte à qui en avait besoin. Une passion plus impérieuse encore et plus noble était en lui, celle du bien public. Tessier, Gilbert, Huzard, trois noms à jamais liés l'un à l'autre dans les souvenirs de la France : ce sont eux qui l'ont dotée de l'inestimable richesse des laines espagnoles. Avec quelle chaleur, avec quel courage et quelle persévérance il s'unit à ces deux cœurs d'hommes pour conserver à Chanorier le magnifique troupeau que la barbarie des temps le contraignait de fuir, et d'abandonner au hasard ou à la cupidité de ses persécuteurs! Avec quelle sollicitude et quel oubli de lui-même il soigna jusqu'à son dernier soupir la vieillesse de Chabert! Dans des circonstances périlleuses, avec quel empressement il secourut les élèves! Jamais homme ne porta plus loin le désintéressement et n'eut une probité plus sévère. Cette probité ombrageuse, trop prompte peut-être à soupçonner celle d'autrui, donnait parfois à son langage une rudesse que démentait la bonté de son cœur. C'est encore par probité qu'il mettait dans l'accomplissement de ses devoirs une ponctualité tout ensemble exemplaire et désolante pour ses collègues. Fondateur du conseil de salubrité, de concert avec Parmentier et Cadet-Gassicourt, sous l'autorité du préfet de police, M. le comte Dubois, il éclairait ses collègues de ses lumières, il les édifiait de son assiduité. Inspecteur général des écoles vétérinaires, il préserva plusieurs fois de leur ruine, et l'école de Lyon, si nécessaire, et l'école d'Alfort dont il était l'élève. Il créa l'école de Zutphen; il inaugura celle de Toulouse. Membre de l'Académie des sciences, membre de l'Académie royale de médecine, membre de la Société royale et centrale d'agriculture, membre de plusieurs autres sociétés, il y fut toujours un modèle d'exactitude et d'activité. Huzard était d'une constitution vigoureuse; il jouissait d'une santé que les travaux, les voyages et le temps n'avaient point altérée. Un accident qui par ses suites ne fut qu'incommode, et qui à chaque moment pouvait être mortel, y porta une première atteinte; les fatigues et les années firent le reste. Un affaiblissement graduel se répandit lentement dans tout son être, et la chute de ses forces entraînant celle de ses sens et de son esprit, il s'éteignit sans douleur dans la nuit du 30 novembre 1838, à l'âge de quatre-vingt-trois ans. Des députations savantes honorèrent ses obsèques, et au nom de l'Académie royale de médecine et de la Société d'agriculture, M. Silvestre et M. Mérat firent entendre sur sa tombe les regrets de ces deux compagnies.

Il a laissé un fils, digne héritier de ses talents et de sa renommée, et que nous avons le bonheur de posséder parmi nous.

www.ingramcontent.com/pod-product-compliance
Ingram Content Group UK Ltd.
Pitfield, Milton Keynes, MK11 3LW, UK
UKHW021029200726
13857UKWH00004B/1661